BEI GRIN MACHT SICH IHR WISSEN BEZAHLT

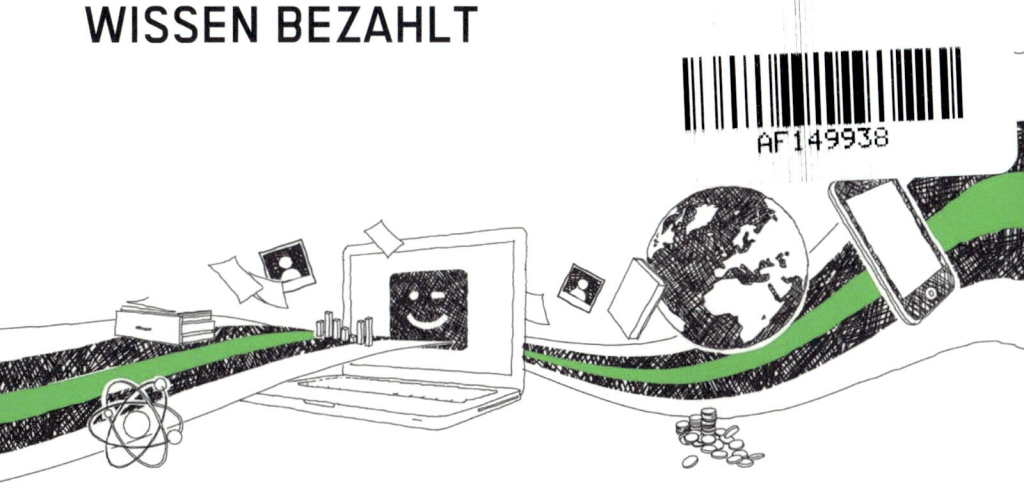

- Wir veröffentlichen Ihre Hausarbeit, Bachelor- und Masterarbeit

- Ihr eigenes eBook und Buch - weltweit in allen wichtigen Shops

- Verdienen Sie an jedem Verkauf

Jetzt bei www.GRIN.com hochladen und kostenlos publizieren

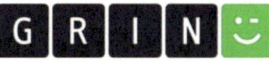

Ivonne Kuss

Führungskräfte im Alter

GRIN Verlag

Bibliografische Information der Deutschen Nationalbibliothek:

Die Deutsche Bibliothek verzeichnet diese Publikation in der Deutschen National-
bibliografie; detaillierte bibliografische Daten sind im Internet über http://dnb.d-
nb.de/ abrufbar.

Impressum:

Copyright © 2011 GRIN Verlag GmbH
Druck und Bindung: Books on Demand GmbH, Norderstedt Germany
ISBN: 978-3-656-11252-5

Dieses Buch bei GRIN:

http://www.grin.com/de/e-book/187606/fuehrungskraefte-im-alter

GRIN - Your knowledge has value

Der GRIN Verlag publiziert seit 1998 wissenschaftliche Arbeiten von Studenten, Hochschullehrern und anderen Akademikern als eBook und gedrucktes Buch. Die Verlagswebsite www.grin.com ist die ideale Plattform zur Veröffentlichung von Hausarbeiten, Abschlussarbeiten, wissenschaftlichen Aufsätzen, Dissertationen und Fachbüchern.

Besuchen Sie uns im Internet:

http://www.grin.com/

http://www.facebook.com/grincom

http://www.twitter.com/grin_com

SCHRIFTLICHE ZUSAMMENFASSUNG DES REFERATES

Führungskräfte

im Alter

Studiengang: Master Gerontologie

Seminar: MAG 9.1; Persönlichkeit und Entwicklung

Vorgelegt von: Ivonne Kuss

Eingereicht am: 04.02.2011

Referat gehalten am: 04.02.2011

Einführung

Nachstehend wird das Referat *Führungskräfte im Alter* schriftlich zusammengefasst. Dabei werden neben der Darstellung von *Zahlen, Daten* und *Fakten* im Hauptteil ein wissenschaftlicher Blick auf die *Planung* in den Ruhestand, den *Eintritt* in den Ruhestand sowie eine Betrachtung vom *Erleben* des Ruhestandes erfolgen. Hierbei versucht die Autorin einen besonderen Fokus auf die Studienergebnisse zu legen, die ehemalige Führungskräfte darstellt. Das Phasenmodell von Atchley wird an dieser Stelle etwas detaillierter beschrieben. Abschließend folgt ein kurzes Fazit, welches zeitgleich einen Ausblick beinhaltet.

Zahlen, Daten, Fakten

Beim Statistischen Bundesamt können Daten zu Führungskräften abgerufen werden. Bei der Erhebung des Mikrozensus[1] im Jahre 2004 (Schwerpunkt: Leben und Arbeiten in Deutschland) wurde festgestellt, dass das Bild in den Führungsetagen von Unternehmen und Behörden nach wie vor durch Männer geprägt wird. Im März 2004 waren in Deutschland knapp 12% der abhängig Beschäftigten Führungskräfte Frauen. Noch deutlicher war der Geschlechterunterschied bei den Top-Führungskräften mit umfassenden Führungsaufgaben und Entscheidungsbefugnissen. Zu diesem Personenkreis gehörte nur rund 1% der weiblichen Beschäftigten [vgl. Breiholz 2005].

Insgesamt sind in Deutschland im Jahr 2010 rd. 40 Mio. Menschen (mit Wohnsitz in Dtl.) erwerbstätig. Davon sind lt. dem Statistischen Bundesamt hochgerechnet 819 000 Personen als Erwerbstätige in Positionen mit umfassenden Führungsaufgaben tätig [Statistisches Bundesamt 2005].

Die Vermögensposition der Generation 65-Plus hat sich in den vergangenen Jahrzehnten entscheidend verbessert. Das Nettovermögen je Haushalt liegt 2008 bei rd. 78.000 EUR. Während 1988 die 45- bis 54-Jährigen rd. 46% mehr Nettovermögen als der Durchschnitt aufweisen konnten, so sind es heute die Senioren. Bei den 65 Jährigen und älter liegt es im Jahre 2008 28% über dem Durchschnitt (effektiv rd. 99.840 EUR) [Institut der dt. Wirtschaft Köln].

---

[1] Der Mikrozensus ist mit rund 830 000 befragten Personen in rund 390 000 Haushalten (1% der Bevölkerung) die größte jährliche Haushaltsbefragung in Europa.

Die Planung für den Ruhestand

Sofern Personen mit ihrem Beruf verbunden sind, besitzen sie keine Neigung, Pläne für ihren bevorstehenden Ruhestand zu machen [vgl. Kosloski, Ekerdt und De Viney 2001: 160-169]. **Kosloski et al.** untersuchten bei 4.237 Teilnehmern[2] die Faktoren, von denen es abhängt, ob Individuen ihren Ruhestand planen oder diesbezüglich Vermeidungsverhalten zeigen. Sie bestätigen, dass Personen mit intrinsischer Freude an der Arbeit und positiven sozialen Beziehungen im Arbeitsumfeld weniger Planungen für ihren Ruhestand hatten [vgl. ebd.: 166] und auch nicht mit Freunden darüber sprechen [vgl. ebd.: 167]. Nicht bestätigt wurde allerdings, dass Personen mit hohem Einfluss und viel Macht in ihrem Beruf keine Planung vornehmen. Als Ursache dafür wird vermutet, dass sich gerade dieser Personenkreis sehr intensiv im Sinne von Planung einer Anschlusstätigkeit mit dem Ruhestand beschäftigen („workers with jobs high in opportunities for ascendance may conceive retirement paths of a more complex kind that promote continued labor force participation of some form") [ebd.: 167].

Generell war der Wunsch unter den motivierten und engagierten Kräften am höchsten, auch nach dem Ruhestand beruflich aktiv zu bleiben. Auch **Glamser** kommt in seiner Untersuchung[3] zum gleichen Ergebnis („attitude toward the company and job status are highly related to commitment to work") [Glamser 1976: 107].

Hooker und **Ventis** konnten als Ergebnis ihrer Studie[4] festhalten, dass Personen mit einer starken Arbeitsmoral keine aktive Planung für den Ruhestand vornehmen („those with a strong work ethic are less active in retirement") [Hooker, Ventis 1984: 480]. **Etzioni** beschreibt, dass Geld, intrinsische Motivation, das erzielte Prestige und das Selbstwertgefühl entscheidend für eine lange berufliche Tätigkeit sind [vgl. Etzioni 1995: 251].

Abgeleitet von Daten der *Normative Aging Study (NAS)*[5] konnten **Ekerdt et al.** festhalten, dass „The retirement decision, however, probably is not a single decision." [Ekerdt, Bosse, Glynn 1985: 396]. Faktoren wie „Pension availability, opportunities for continued employment, the work environment, workplace norms and administrative rules, personal

---

[2] Es handelt sich um Teilnehmer der ersten Welle der *Health and Retirement Study* (HRS) 1992.
[3] In seiner Stichprobe wurden 70 männliche Industriearbeiter untersucht. Sie waren mind. 60 Jahre oder älter.
[4] Von 1980 bis 1983 wurden 76 männliche und weibliche Personen im Alter von 53 bis 88 Jahren befragt.
[5] Die NAS ist eine Längsschnittstudie, die 1963 vom *United States Department of Veterans Affairs* aufgenommen wurde.

dispositions in regard to work and leisure, family circumstances, and the continued ability to perform on the job" [ebd.] haben allesamt einen Einfluss auf die Entscheidung, in den Ruhestand einzutreten.

Der Übergang in den Ruhestand

Der Übergang in den Ruhestand wird bei **Atchley** unter dem Aspekt der Kontinuität in sieben verschiedene Phasen unterteilt.[6,7] So folgt nach dem Ereignis >Ruhestand< zunächst die Phase der *Flitterwochen*. Diese Phase kann bis zu sechs Monate andauern.[8] Die *Neu-Rentner* sind voller Euphorie und „do all the things [they] never had time for before" [Atchley 1997: 257]. Die Personen fühlen sich oftmals wie ein Kind „in a room full of new toys (...) trying to experience everything at once" [Atchley 1976: 68]. Nach rd. 13 Monaten kann eine Phase eintreten, die mit *Ernüchterung* beschrieben werden kann. Aufgrund fehlender Teilnahme am >sozialen Leben< können Passivität oder sogar Depressivität eintreten [vgl. ebd.: 68 f.].[9] Nach rd. 25 Monaten (die Personen werden nunmehr als „Alt-Rentner" bezeichnet) beginnt die Phase der *Neuorientierung*. Diese ist insbesondere für die Rentner wichtig, die die "Flitterwochen-Phase" mit einem „loud crash" [ebd.: 69] beendet haben. Denn Ziel dieser Phase ist es „to establish a structure and a routine for life in retirement which will provide for at least a minimum of satisfaction" [ebd.: 70, vgl. ebenfalls Atchley 1997: 256-259 und Lehr 2007: 241].

Atchley behauptet, dass diese Phasen durch eine Reihe von empirischen Studien (Atchley 1967; Cottrell and Atchley 1969; Atchley 1994; Atchley 1982a) belegbar seien [vgl. Atchley 1996: 257]. Für die empirische Prüfung dieser Phasen bedarf es jedoch längsschnittlich angelegte Untersuchungen über einen längeren Zeitraum, die bis heute lt. Künemund kaum vorliegen [vgl. Künemund 2006: 290].

---

[6] Urquelle [Atchley 1976] vgl. dort ausführliche zur Beschreibung der Phasen *Chapter 6: Retirement as a social role*, S. 60-73.

[7] Zur visuellen Darstellung der Phasen anhand eines Zeitstrahls vgl. im vorliegenden Referat vom 04.02.2011, Folie Nr. 15 bzw. bei [Atchley 1976: 64].

[8] Die Angaben zur Zeitspanne der Phasen können lediglich als Anhaltspunkte gelten.

[9] Diese Phase wurde von Vi Sobers vorgeschlagen. Die pensionierten Krankenschwester besuchte 1973 das „Summer Institute for Study in Gerontology" an der Universität of Suthern California und teilte Atchley mit, dass sie sich derzeit in genau dieser Phase befindet, vgl. Notes to Chapter 6 [Atchley 1976: 157].

Auch **Ekerdt** belegte, dass die Zufriedenheit der Rentner in den ersten sechs Monaten nach der Pensionierung am höchsten war, 13-18 Monate nach der Pensionierung am niedrigsten, um anschließend wieder anzusteigen. Er richtete seinen Fokus dabei auch auf den gesundheitlichen Bereich [vgl. Ekerdt 1989: 321-356].

Kim und **Moen** sehen es als sehr positiv für die Kontinuität an, wenn Individuen nicht abrupt, sondern fließend in den Ruhestand wechseln. Dadurch können Sozialkontakte des Berufes aufrechterhalten werden und – gerade für beruflich sehr Aktive wichtig- eine teilweise Beibehaltung der beruflichen Tätigkeit erhält die Kontinuität und Struktur des Tagesablaufes [vgl. Kim und Moen 2002: 212-222].

Das subjektive Wohlbefinden hängt mit den Möglichkeiten der Vorbereitung [**Ekerdt** 1989: 321-356; **Mayring** 1996: 47-60], der Gesundheit und den finanziellen Möglichkeiten [**Gall, Evans** und **Howard** 1997: 110 ff.] zusammen.

Lehr weist unter Bezugnahme auf Dreher 1970 darauf hin, dass Personen mit einem höheren sozialen Status vergleichsweise „geringere »Anpassungsschwierigkeiten« an den Ruhestand aufweisen", als Personen mit einem niedrigerem sozialen Status [Lehr 2007: 242].

Der Einstieg in den Ruhestand wird in einem persönlichen Erfahrungsbuch einer ehem. Führungskraft als nicht optimal beschrieben. **Schultz** formuliert „Die Brutalität dieses Vorgangs macht sich kaum jemand, machen selbst Arbeitgeber von der edleren Sorte sich nicht klar. Je mehr jemand sich im Beruf verausgabt hat, umso hilfloser bewegt er sich im unerprobten Ruhestand." [Schultz 1992: 22 f.].

Da wichtige Funktionen der beruflichen Tätigkeit wie Strukturierung des Alltags, Einbindung in soziale Netzwerke, Möglichkeit zur persönlichen Selbstentfaltung und Statuszuweisung in der Gesellschaft aufgrund des Eintritts in den Ruhestand teilweise wegfallen, stellt sich beim Übergang in den Ruhestand die Notwendigkeit einer Neuorientierung [vgl. **Strobl, Brehm, Tittelbach** 2010: 297]. Als Ergebnis ihrer Studie[10] konnten Stobel et al. festhalten, dass sich körperlich-sportliche Betätigung positiv auf die körperliche Leistungsfähigkeit und das Befinden auswirken, es fördert soziale Kontakte und erleichtert die Alltagsgestaltung im

---

[10] Als Stichprobe wurden 10 regelmäßig sportlich aktive Personen im Alter von 59 bis 69 Jahren ausgewählt. Drei Personen befanden sich zum Zeitpunkt der Erhebung in Altersteilzeit. Sieben Personen befanden sich mind. seit drei Jahren im Ruhestand.

Ruhestand. Die körperliche Betätigung soll ebenfalls als „Maßstab für persönlichen Erfolg im Alter" dienen [ebd.: 299].

Insbesondere für Personen, für die die Arbeit einen hohen Stellenwert eingenommen hat, ist der Ruhestand durchaus problematisch. Dieser hohe Stellenwert ist gerade bei Personen mit einem hohen erreichten beruflichen Sozialstatus gegeben, jedoch fällt es diesen Personen offensichtlich leichter, ihren Sozialstatus auch nach dem Ende der Berufstätigkeit beizubehalten (z.b. aktiver Teil eines Netzwerkes zu sein, Teilzeittätigkeiten auszuüben, viele Sozialkontakte), was wiederum die Zufriedenheit nach Eintritt in den Ruhestand fördert [vgl. **Dreher** 1970: 118-124].

Das Erleben des Ruhestands

Sofern Personen im Ruhestand weiterhin berufstätig sind, werden hierfür finanzielle Beweggründe genannt. Aber vorherrschend scheint auch der Wunsch zu sein, etwas Sinnvolles zu tun, gebraucht zu werden oder soziale Kontakte zu besitzen [**Schumacher** 1988: 68-99].

Diese Ansicht scheint sich von 1988 bis heute nicht großlegend geändert zu haben. **Deller** und **Maxin** stellen ebenfalls heraus, dass der Aspekt der „Wertschätzung und Flexibilität sowie der Zugewinn an individueller Lebensqualität" [Deller, Maxin 2009: 309] als Gründe für die Fortsetzung der beruflichen Aktivität genannt wurden. Ebenfalls werden finanzielle Anreize für viele Ruheständler an Bedeutung gewinnen. Ungefähr 55.000 Selbständige, 31.000 Angestellte, 26.000 Arbeiter und 0 Beamte[11] im Alter von 70-74 Jahren gehen weiterhin einer Erwerbsarbeit nach [vgl. ebd.: 305-310].[12]

Bisher findet die *Bildung von Netzwerktypen* lt. **Litwin et al.** in der gerontologischen Literatur wenig Beachtung [vgl. Litwin, Shiovitz-Ezra 2010: 1]. Litwin et al. leitete aus seiner Studie 2001 fünf Netzwerktypen ab. Er fand heraus, dass Personen mit einer breiten Palette an sozialen Bindungen (Netzwerktyp: *diverse* und *Friend-focused*) die besten gesundheitlichen

---

[11] Die Autoren vermuten, dass vermutlich die Bestimmungen des Pensionsrechtes die Beamten daran hindern, sich weiterhin an der Erwerbsarbeit zu beteiligen.

[12] Zur Arbeitsmarktteilnahme aktiver Ruheständler lagen bis 2007 keine Zahlen vor. Als Reaktion auf die steigende Nachfrage hat das Statistische Bundesamt im Rahmen des Mikrozensus ab 2007 auch jahresweise Daten für die Altersgruppe ab 65 Jahren erhoben [vgl. Deller, Maxin 2009: 307].

Ergebnisse vorweisen konnten und körperlich am aktivsten waren [vgl. Litwin, Shiovitz-Ezra 2010: 2]. In einer aktuellen Studie (Teilprobe des National Social Life, Health and Aging Project, N=1.462, Alter: 65 Jahr und älter) hielt er fest, dass Personen mit dem höchsten Einkommen (Kategorie: far above average, 3,5% der Stichprobe, effektiv 49 Personen) am glücklichsten waren.

Aleksandrowicz, Fasang, Schömann und **Staudinger** haben anhand einer betrieblichen Fallstudie herausgefunden, dass Personen, die sich in der aktiven und passiven Altersteilzeit (ATZ) befinden, gerne in ihrer gegenwärtigen Tätigkeit weiterarbeiten würden, anstatt die ATZ-Regelung in Anspruch zu nehmen. Bei Personen, die sich bereits in der Passivphase der ATZ befinden (also sozusagen schon im „Ruhestand" sind), äußern diesen Wunsch signifikant häufiger als Personen, die noch fest im Erwerbsleben verankert sind (Aktivphase) [vgl. Aleksandrowicz et al. 2010: 324-329].

Opaschowski hält fest, dass ältere Menschen zu 38% des Tages mit Freizeitaktivitäten beschäftigt sind [vgl. Opaschowski 2006: 187][13]. Die Ruheständler von heute sind jedoch noch keine *neuen Alten*, denn ihre alltäglichen „Freizeit-, Medien- und Konsumgewohnheiten" sind nach wie vor „ganz schön alt" [ebd.: 188]. Im Vergleich zur übrigen Gesamtbevölkerung (damit sind Personen ab 14 Jahren gemeint) gehen Ruheständler doppelt so oft in die Kirche (22% zu 11%), verbringen 23% mehr Zeit mit Spazierengehen und 16% mehr Zeit mit Gartenarbeit [vgl. ebd.: 187]. Als Unterschied im Freizeitverhalten konnte hinsichtlich der sozialen Schichten festgehalten werden, dass im Ruhestand „Doppelt so viele Arbeiter (50%) wie höhere Angestellte (26%) [den] Mittagsschlaf" pflegen [ebd.: 189].

Jeder vierte Ruheständler würde auch wieder zeitweise arbeiten wollen, wobei Frauen dem Angebot noch öfter nachgehen wollen (30%). Bei ehemaligen Arbeitern sind *finanzielle Beweggründe* entscheidend, bei ehemaligen Angestellten sind es eher *soziale Aspekte* [vgl. ebd.: 193 f.]. Fest steht, dass ehemalige höhere Angestellte den Kontakt zur Arbeitswelt pflegen. Sie sind „zeitweise bzw. aushilfsweise im alten Job tätig oder bleiben indirekt über das Studium von Fachliteratur gedanklich mit dem ehemaligen Aufgabenbereich verbunden." [ebd.: 192].

---

[13] Opaschowski leitet seine Analysen aus den Daten der Berliner Altersstudie ab. Eine ausführliche Darstellung dieser Studie (auf 659 Seiten) ist bei [Mayer, Baltes 1999] *Die Berliner Altersstudie* zu finden.

Fazit und Ausblick

Zusammenfassend kann festgehalten werden, dass das Alter und die Prozesse des Alterns gut untersuchte Phänomene sind. Wobei das Hauptinteresse der Forschung auf die sog. „breite Masse" der Beschäftigten fokussiert ist. Führungskräfte werden in der Regel nur am Rande untersucht – sodann meist Leiter oder Meister. Die hierarchischen Positionen im Unternehmen bleiben unbeachtet. Um diesbezüglich eine repräsentativere Aussage treffen zu können, bedarf es einer speziellen Untersuchung, die nur für die Zielgruppe der ehemaligen Führungskräfte konzipiert wird. Diese ist unter gerontologischen Gesichtspunkten als sinnvoll zu erachten, um aus den Ergebnissen zielgruppenadäquate Sach- und Dienstleistungen ableiten zu können.

Literatur

Aleksandrowicz, P.; Fasang, A.; Schömann, K.; Staudinger, U. M. (2010): Die Bedeutung der Arbeit beim vorzeitigen Ausscheiden aus dem Arbeitsleben. In: Zeitschrift für Gerontologie und Geriatrie, Jg. 43, H. 5, S. 324–329.

Atchley, Robert Claude (1976): The sociology of retirement. New York: Wiley.

Atchley, Robert Claude (1997): Social forces and aging. An introduction to social gerontology. 8. ed. Belmont, Calif.: Wadsworth.

Breiholz, Holger (2005): Ergebnisse des Mikrozensus 2004. Frauen in Führungspositionen nach wie vor unterrepräsentiert. Herausgegeben von Statistisches Bundesamt. Wiesbaden. (Wirtschaft und Statistik 4/ 2005, S. 327-337). Online verfügbar unter http://www.destatis.de/jetspeed/portal/cms/Sites/destatis/Internet/DE/Content/Publikationen/Querschnittsveroeffe ntlichungen/WirtschaftStatistik/Mikrozensus/Mikrozensus2004,property=file.pdf.

Deller, J.; Maxin, L. M. (2009): Berufliche Aktivität von Ruheständlern. In: Zeitschrift für Gerontologie und Geriatrie, Jg. 42, H. 4, S. 305–310.

Dreher, Gisela (1970): Auseinandersetzungen mit dem bevorstehenden Austritt aus dem Berufsleben. In: Störmer, Alfred (Hg.): Geroprophylaxe, Infektions- und Herzkrankheiten, Rehabilitation und Sozialstatus im Alter. Vorträge der Jahrestagung der Deutschen Gesellschaft für Gerontologie Nürnberg, 27. - 28. Juni 1969 ; mit 53 Tabellen. Darmstadt: Steinkopf (Veröffentlichungen der Deutschen Gesellschaft für Gerontologie, 4), S. 118–124.

Ekerdt, David J. (1989): Retirement Preparation. In: Annual Review of Gerontology and Geriatrics, Jg. 9, H. Part III, S. 321–356.

Ekerdt, David J.; Bosse, Raymond; Glynn, Robert J. (1985): Period Effects on Planned Age for Retirement, 1975-1984. In: Research on Aging, Jg. 7, H. 3, S. 395–407.

Etzioni, Amitai (1995): The socio-economics of work. In: Gamst, Frederik C. (Hg.): Meanings of work. Considerations for the twenty-first century. Albany: State University of New York Press (SUNY series in the anthropology of work), S. 251–260.

Gall, Terry L.; Evans, David R.; Howard, John (1997): The Retirement Adjustment Process: Changes in the Well-being of Male Retirees Across Time. In: Journals of Gerontology Series B: Psychological Sciences and Social Sciences, Jg. 52, H. 3, S. 100–117.

Glamser, Francis D. (1976): Determinants of a Positive Attitude Toward Retirement. In: Journal of Gerontology, Jg. 31, H. 1, S. 101–107.

Hooker, Karen; Ventis, Deborah G. (1984): Work Ethic, Daily Activities, and Retirement Satisfaction. In: Journal of Gerontology, Jg. 39, H. 4, S. 478–484.

Institut der deutschen Wirtschaft Köln (IW): Generationenbetrachtung. Online verfügbar unter http://www.iwkoeln.de/Publikationen/IWDossiers/tabid/126/articleid/30057/Default.aspx, zuletzt geprüft am 01.02.2011.

Kim, Jungmeen E.; Moen, Phyllis (2002): Retirement Transitions, Gender, and Psychological Well-Being: A Life-Course, Ecological Model. In: Journals of Gerontology Series B: Psychological Sciences and Social Sciences, Jg. 57, H. 3, S. 212–222.

Kosloski, Karl; Ekerdt, David J.; DeViney, Stanley (2001): The Role of Job-Related Rewards in Retirement Planning. In: Journals of Gerontology Series B: Psychological Sciences and Social Sciences, Jg. 56, H. 3, S. 160–169.

Künemund, Harald (2006): Tätigkeiten und Engagement im Ruhestand. In: Tesch-Römer, Clemens; Engstler, Heribert; Wurm, Susanne (Hg.): Altwerden in Deutschland. Sozialer Wandel und individuelle Entwicklung in der zweiten Lebenshälfte. 1. Aufl. Wiesbaden: VS Verl. für Sozialwiss., S. 289–328.

Lehr, Ursula (2007): Psychologie des Alterns. 11., korrigierte Aufl. Wiebelsheim: Quelle & Meyer.

Litwin, Howard; Shiovitz-Ezra, Sharon (2010): Social Network Type and Subjective Well-being in a National Sample of Older Americans. In: The Gerontologist, H. published online November 19, 2010, zuerst veröffentlicht:

http://gerontologist.oxfordjournals.org/content/early/2010/11/19/geront.gnq094.full.pdf+html?sid=b3ed5615-c73b-4911-b272-4f7e2dbb1355.

Mayer, Karl Ulrich; Baltes, Paul B. (1999): Die Berliner Altersstudie. Ein Projekt der Berlin-Brandenburgischen Akademie der Wissenschaften. 2., korrigierte Aufl. Berlin: Akad.-Verl. (Forschungsberichte / Interdisziplinäre Arbeitsgruppen, Berlin-Brandenburgische Akademie der Wissenschaften, 3).

Mayring, Philipp (1996): Subjektives Wohlbefinden. In: Buchmüller, Regula; Dobler, Sabine; Kiefer, Tina; Margulies, Frank; Mayring, Philipp; Melching, Markus; Schneider, Hans-Dieter (Hg.): Vor dem Ruhestand. Eine psychologische Untersuchung zum Erleben der Zeit vor der Pensionierung. Freiburg, Schweiz: Univ.-Verl. [u.a.] (Freiburger Beiträge zur Psychologie, 15), S. 47–60.

Opaschowski, Horst W. (2006): Einführung in die Freizeitwissenschaft. 4., überarb. und aktualisierte Aufl. Wiesbaden: VS Verl. für Sozialwiss. (Lehrbuch).

Schultz, Hans Jürgen (1992): Neuland entdecken. Erfahrungen aus dem Un-Ruhestand. 1. Aufl. Stuttgart: Quell (Edition Johannes Kuhn, 16).

Schumacher, Jürgen (1988): Leistung und Leistungsbereitschaft in verschiedenen Lebensbereichen. In: Hondrich, Karl Otto; Schumacher, Jürgen; Arzberger, Klaus; Schlie, Frank; Stegbauer, Christian (Hg.): Krise der Leistungsgesellschaft? Empirische Analysen zum Engagement in Arbeit, Familie und Politik. Opladen: Westdt. Verl., S. 68–99.

Statistisches Bundesamt (2005): Statistisches Bundesamt Deutschland - Wenige Frauen in Führungspositionen. Unter Mitarbeit von Gruppe VIII C– Mikrozensus. Herausgegeben von Statistisches Bundesamt. Statistisches Bundesamt. Online verfügbar unter http://www.destatis.de/jetspeed/portal/cms/Sites/destatis/Internet/DE/Presse/pm/2005/03/PD05__137__122.psml, zuletzt aktualisiert am 03.05.2005, zuletzt geprüft am 01.02.2011.

Strobel, H.; Brehm, W.; Tittelbach, S. (2010): Körperlich-sportliche Aktivität in der Übergangsphase von Beruf in den Ruhestand. In: Zeitschrift für Gerontologie und Geriatrie, Jg. 43, H. 5, S. 297–302.